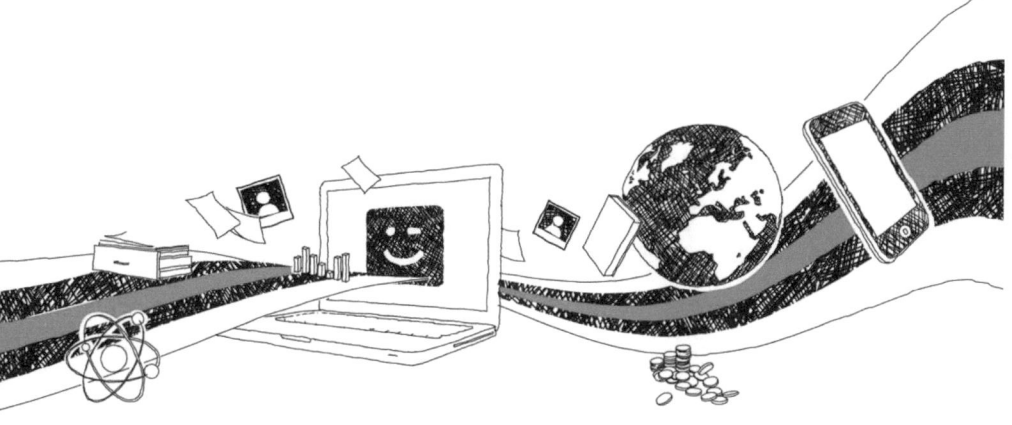
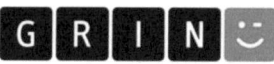

Exemplarischer Einsatz von Messinstrumenten und Assessmentverfahren im praktischen Alltag

Auswahl, Anwendung, Auswertung und wissenschaftliche Beurteilung

Nadeje Mang

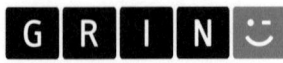

Bibliografische Information der Deutschen Nationalbibliothek:

Die Deutsche Nationalbibliothek verzeichnet diese Publikation in der Deutschen Nationalbibliografie; detaillierte bibliografische Daten sind im Internet über http://dnb.d-nb.de abrufbar.

ISBN: 9783346594860
Dieses Buch ist auch als E-Book erhältlich.

© GRIN Publishing GmbH
Nymphenburger Straße 86
80636 München

Druck und Bindung: Books on Demand GmbH, Norderstedt Germany
Gedruckt auf säurefreiem Papier aus verantwortungsvollen Quellen

Das vorliegende Werk wurde sorgfältig erarbeitet. Dennoch übernehmen Autoren und Verlag für die Richtigkeit von Angaben, Hinweisen, Links und Ratschlägen sowie eventuelle Druckfehler keine Haftung.

Das Buch bei GRIN: https://www.grin.com/document/1159869

Inhaltsverzeichnis

Hinweis: Einige Abbildungen wurden aus urheberrechtlichen Gründen von der Redaktion entfernt.

Tabellenverzeichnis

Abbildungsverzeichnis

1. Einleitung

In der vorliegenden Arbeit wird sich mit dem exemplarischen Einsatz von Assessments (engl. to assess = beurteilen, bewerten, einschätzen) im praktischen Alltag eines Physiotherapeuten[1] beschäftigt.

„Assessments sind Verfahren, bei denen auf eine systematische Weise therapeutisch wichtige Eigenschaften und Merkmale eines Klienten entweder durch ihn selbst oder möglichst objektiv von einer anderen Person beurteilt und in einem Zahlenwert zum Ausdruck gebracht werden." (Physioakadamie)

Im Mittelpunkt dieser Arbeit steht die Begründung der Auswahl des in dieser Arbeit angewandten Assessments und die wissenschaftliche Erläuterung der Anwendung, Auswertung und Beurteilung.

Das in dieser Hausarbeit beschriebene Assessment nennt sich „Functional Ambulation Categories (FAC)". Das Messinstrument wird insbesondere bei geriatrischen und neurologischen Patienten verwendet. In diesem Fall wird das Assessment an einem neurologischen Patienten mit Zustand nach Apoplex angewendet und ausgewertet. Der Schlaganfall hat in Deutschland eine Inzidenz von 170 – 200 /100000 Einwohner und ist in Europa und den USA die häufigste Ursache für eine körperliche Behinderung. (Podubecka, et al., 2011)

Die wissenschaftliche Arbeit gliedert sich in insgesamt sieben Abschnitte, sodass ein konkreter Überblick über die gesamte Thematik entsteht.

Der erste Abschnitt widmet sich der Vorstellung eines neurologischen Patienten mit den wichtigsten strukturellen und funktionellen Informationen zu seiner Person. Darauf aufbauend wird im zweiten Teil eine konkrete Zielsetzung auf Basis der aktuellen Einschränkungen für diesen Patienten formuliert.

Der dritte Teil beschäftigt sich mit dem ausgewählten Assessment in Bezug auf die Art des Messinstrumentes und der Beschreibung der genauen Durchführung der Messung.

Daran schließen sich eine Erläuterung der Auswahlkriterien für dieses Assessment und der Evidenzqualität. Diese Punkte werden mit Hilfe von einem 8-Stufen-Schema abgehandelt.

---

[1] In diesem Text wird aus Gründen der Lesbarkeit bei Personen-, Gruppen- oder Funktionsbezeichnungen ausschließlich das männliche Genus in dessen generativer Lesart verwendet. Insofern dies nicht explizit anders geäußert ist (z.B. Zitaten), sind damit immer gleichwertig alle Geschlechter gemeint.

Im nächsten Schritt erfolgt eine Analyse der recherchierten Studien bezüglich des ausgewählten Messinstrumentes, sodass ein konkreter Überblick über die aktuelle Studienlage der Functional Ambulation Categories entsteht.

Der sechste Abschnitt konkretisiert die weitere Vorgehensweise in Bezug auf die Therapieplanung und der zukünftigen Anwendung des Assessments bei einem neurologischen Patienten.

Der siebte und damit letzte Punkt bezieht sich auf die allgemeine Bewertung des Messinstrumentes bei der Anwendung am Patienten und die Reflexion dieser.

2. Befunderhebung / Informationssammlung

Im Folgenden handelt es sich um einen männlichen, 65-jährigen Patienten mit der Diagnose: „Striatuminfarkt links dorsal a.e mikroangiopathisch am 02. März 2021". Seit dem 16. März 2021 befindet er sich in einer neurologischen Rehabilitationsklinik für einen Zeitraum von vier Wochen.

Um den Patienten, seinen Krankheitsverlauf und seine aktuellen Beschwerden / Einschränkungen genauer kennenzulernen wurden ein ausführliches Anamnesegespräch und verschiedene Funktionsuntersuchungen auf struktureller und funktioneller Ebene durchgeführt. Am Ende der Befundaufnahme soll ein ganzheitliches Bild über den zu behandelnden Patienten entstanden sein.

Der Patient war zuvor selbstständig und ohne Hilfsmittel mobil. Diese Information ist wichtig, da der Patient als langfristiges Ziel äußerte, dass er sich wieder selbstständig versorgen möchte und in sein Berufsleben als Schauspieler im Theater zurückkehren möchte.

In den folgenden Tabellen sind weitere relevante Informationen über den Patienten Herrn T. anhand des ICF-Schemas notiert.

Tabelle 1: Körperfunktion, Aktivität und Teilhabe

Strukturebene
- Kraftdefizit der unteren Extremität: M. quadriceps femoris, M. glutaeus maximus und medius, M. adductor longus, M. tibialis anterior, Mm. peronei → Abduktoren = Kraftgrad 3 → Adduktoren = Kraftgrad 2-3 → Hüftflexoren = Kraftgrad 3 → Dorsalextensoren + Pronatoren rechter Fuß = Kraftgrad 0 → Fußheberparese rechts - Kraftdefizit ventrale Rumpfmuskulatur: M. rectus abdominis, Mm. obliquii externi und interni

➔ Gerade Bauchmuskulatur = Kraftgrad 3

➔ Schräge Bauchmuskulatur = Kraftgrad 3

- Verminderter Tonus M. quadriceps femoris und Mm. ischiocrurales

➔ M. quadriceps femoris = links normoton, rechts hypoton

➔ Mm. ischiocrurales = links normoton, rechts hypoton

- Gleichgewichtsdefizit

➔ Freier Stand möglich, jedoch knickt das rechte Knie in leichte Flexion nach vorne ab (instabil)

- Keine Einschränkungen des Bewegungsausmaßes in alle Bewegungsrichtungen (Hüfte/Knie)

Aktivitätsebene und Partizipationsebene

- Unökonomisches Gangbild am Rollator
  - Gangtempo: verlangsamt
  - Spurbreite: vergrößert
  - Schrittlänge: tendenziell große Schritte (Körpergröße 1,88m)
  - In Standbeinphasen kann das Knie nicht in Extension gehalten werden / stabilisieren; es knickt nach vorne in Flexion ab
  - In Spielbeinphasen (rechts) wird das Bein über die Hüftelevation nach vorne bewegt; die Dorsalextensoren des rechten Fußes zeigen dabei keine Aktivität
  - Im Pre-Initial-Swing bleibt die rechte Fußspitze am Boden hängen; Patient stützt sich mit dem linken Arm stark auf dem Rollator ab, während er das rechte Bein nach vorne bewegt
  - Der Patient kann das rechte Bein nicht geradlinig nach vorne bewegen → leichte Hüftabduktion

Tabelle 2: Personenbezogene Faktoren, Kontextfaktoren

Personenbezogene Faktoren	Umweltfaktoren
- 65 Jahre alt	- Finanziell abgesichert
- Relevante Nebendiagnosen: Z.n. TIA 2014, Z.n. 2x Bandscheiben-OP, Dyslipidämie, Nikotinabusus	- Unterstützung durch Familie / Partnerin / Freunde

- Aktuelle Medikamente: ASS, Atorvastatin, Clexane, Pantoprazol	- Theatertätigkeit
- In einer Partnerschaft	- 14 Treppenstufen bis zur Wohnung
- 2 erwachsene Kinder	
- kontaktfreudig, offen	
- Beruf: Schauspieler im Theater	
- BMI 32,4 (leichtes Übergewicht)	

2.1 Physiotherapeutische Zielsetzung

Um eine Behandlung adäquat aufbauen zu können ist es von großer Bedeutung ein umfassendes, smartes Ziel zu formulieren.

„Smart" bedeutet, dass das Ziel:

- Specific   = spezifisch
- Measurable   = messbar
- Attractive   = attraktiv
- Realistic   = realistisch
- Terminated   = terminiert

formuliert werden soll. (Storch)

In diesem Fall werden zwei Ziele formuliert, sodass sowohl die strukturelle als auch die funktionelle Ebene bedient werden.

Auf der Strukturebene lautet das Ziel: „Die Steigerung der Kraftgrade der gesamten Oberschenkelmuskulatur auf Kraftgrad vier, die Aktivierung der Dorsalextensoren des rechten Fußes und die Verbesserung des Gleichgewichtes."

Auf der Aktivitätsebene wird das Ziel folgendermaßen formuliert: „Die Ökonomisierung des Gangbildes am Rollator über eine Gehstrecke von mindestens 100m."

Beide Ziele sind für den Zeitraum des Aufenthaltes in der Rehaklinik (vier Wochen) gesetzt. Anpassungen diesbezüglich können während des Therapie– und Rehabilitationsverlaufes getätigt werden.

3. Messinstrument / Assessment

Bei dem ausgewählten Messinstrument handelt es sich um die „Functional Ambulation Categories (FAC)". Die folgende Abbildung zeigt die Zuordnung des inspizierten Gangbildes zu den
verschiedenen Stufen.

Abbildung 1: Functional Ambulation Categories (FAC)

Appendix—Description of Functional Ambulation Category (FAC)

FAC	Ambulation Description	Definition
0	Nonfunctional ambulation	Subject cannot ambulate, ambulates in parallel bars only, or requires supervision or physical assistance from more than one person to ambulate safely outside of parallel bars
1	Ambulator-Dependent for Physical Assistance Level II	Subject requires manual contacts of no more than one person during ambulation on level surfaces to prevent falling. Manual contacts are continuous and necessary to support body weight as well as maintain balance and/or assist coordination
2	Ambulator-Dependent for Physical Assistance Level I	Subject requires manual contact of no more than one person during ambulation on level surfaces to prevent falling. Manual contact consists of continuous or intermittent light touch to assist balance or coordination
3	Ambulator-Dependent for Supervision	Subject can physically ambulate on level surfaces without manual contact of another person but for safety requires standby guarding on no more than one person because of poor judgment, questionable cardiac status, or the need for verbal cuing to complete the task.
4	Ambulator-Independent Level Surfaces only	Subject can ambulate independently on level surfaces but requires supervision or physical assistance to negotiate any of the following: stairs, inclines, or non-level surfaces.
5	Ambulator-Independent	Subject can ambulate independently on nonlevel and level surfaces, stairs, and inclines.

Die Gehfunktion von Schlaganfallpatienten steht in engem Zusammenhang mit der Mobilität,
der Gehgeschwindigkeit, der kardiovaskulären Ausdauer, dem dynamischen Gleichgewicht,
der motorischen Geschicklichkeit und der Muskelkraft in der unteren Extremität der betroffenen
Seite. Die Wiederherstellung der funktionellen Mobilität und der Gehfunktion ist das vorrangige
Ziel der Rehabilitation nach einem Schlaganfall. Daher beurteilen Physiotherapeuten im klini-
schen Umfeld den Gang und die Mobilität von Schlaganfallpatienten mit standardisierten Assessments.

Dieses Assessment beschreibt einen Gehtest, der die funktionelle Gehfähigkeit des Patienten
auf der Ebene bewertet. Die Gehfähigkeit wird mit Hilfe einer Sechs-Punkte-Skala, einer Ordinalskala, beurteilt, indem sie bestimmt, ob und wie viel Hilfe der Patient beim Gehen benötigt.
In der oben eingefügten Abbildung 1 wird die genaue funktionelle Fähigkeit mit der Zuordnung
erläutert. Die Durchführung findet als Performance Test statt. Besonders wichtig ist hierbei,
dass eine genaue Gehstrecke, z.B. zehn oder fünfzehn Meter, festgelegt wird und auch diese

Strecke für den Wiederbefund genutzt wird. Im besten Fall ist diese Gehstrecke auf dem Dokumentationsblatt zu notieren. Die Messung ist unabhängig von dem Hilfsmittel durchführbar. Dieses Messinstrument ist nicht nur auf Patienten mit einem Apoplex beschränkt, sondern kann vielfältig eingesetzt werden. (Thomas, Scheffler, & Mehrholz, 2016)

Dieser Test wurde bei dem oben beschriebenen Patienten bereits am ersten Tag, bei der Befundaufnahme durchgeführt. Die Gehstrecke wurde hierbei auf zehn Meter begrenzt. Zu diesem Zeitpunkt wurde seine Gehfähigkeit auf der Beurteilungsskala bei einem Wert 2/5 eingeordnet. Dieser Wert bedeutet, dass der Patient mit Hilfe des Therapeuten auf einer kurzen Gehstrecke gehfähig ist, alleine jedoch nicht.

3.1 Auswahlkriterien und Evidenz

Im Folgenden werden die Auswahlkriterien und die Evidenz der Functional Ambulation Categories anhand des 8-Stufen-Modell genauer erfasst. Ein Vorteil dieses Modells ist es, dass alle wichtigen Aspekte in Bezug auf die Bewertung eines Messinstrumentes Schritt für Schritt abgehandelt werden, wodurch eine detaillierte Analyse für alle wichtigen Aspekte zur Beurteilung vorhanden ist.

1. Was wird gemessen?

Bei diesem Assessment wird die funktionelle Gehfähigkeit des Patienten auf der Ebene anhand einer Ordinalskala gemessen und bewertet.

2. Mit welchem Ziel wird gemessen?

Das Ziel dieser Messung besteht darin, die aktuelle funktionelle Gehfähigkeit des Patienten sowohl zu bewerten als auch prognostisch zu beurteilen. Mit dieser Beurteilung kann die Zielsetzung der Rehabilitation realistisch formuliert werden. Ein weiterer wichtiger Faktor bei diesem Verfahren besteht darin, besser beurteilen zu können, wie die zukünftige Wohnsituation des Patienten gestaltet werden sollte.

Die Gehfähigkeit des Patienten wird mehrere Male während des Aufenthaltes in der Rehaklinik beurteilt, sodass der Therapieverlauf strukturiert dokumentiert werden kann.

3. Wie wurde recherchiert?

Über die Internetrecherche auf der Website von Thieme (Thieme) wurde unter einer Mehrzahl von Assessments die FAC ausgewählt, da diese am besten mit dem Therapieziel identifiziert werden konnten. Die Kurzbeschreibung lieferte einen groben Überblick über die Bedeutung der Functional Ambulation Categories. Mit den erworbenen Informationen konnte eine weitere Recherche über Google Scholar stattfinden, wodurch bereits bei der ersten Suche mehrere Suchergebnisse erzielt wurden. Auf der Internetseite STROKE ENGINE (Strokengine) werden viele verschiedene Assessments in Bezug auf Rehabilitation nach einem Apoplex aufgelistet. Über die FAC wurde ein ausführlicher Bericht veröffentlicht, der einen guten und ausreichenden Überblick über die Messung und das gesamte Verfahren gibt. (Marvin, 2011).

4. Mit welcher Art Messinstrument wird gemessen?

Bei diesem Messinstrument handelt es sich um eine Beurteilungsskala, eine Ordinalskala mit den Beurteilungswerten eins bis fünf. Die Durchführung entspricht einem Performance Test.

5. Wie ist die methodologische Qualität (Gütekriterien)?

Die methodologische Qualität beschreibt die Objektivität, die Reliabilität und die Validität eines Assessments. Anhand von verschiedenen Studien aus unterschiedlichen Jahrgängen wird bewiesen, dass diese Kriterien vollkommen erfüllt werden und die methodologische Qualität somit als sehr hoch eingestuft werden kann. Im sechsten Abschnitt dieser Arbeit werden diese Aspekte nochmals genauer erläutert und mit den passenden Studien diesbezüglich belegt.

6. Wie ist die Bedienerfreundlichkeit?

Die FAC zeigen eine hohe Bedienerfreundlichkeit sowohl für den Therapeuten als auch für den Patienten. Ein ausschlaggebender Punkt hierfür ist, dass für die Durchführung dieses Messinstrumentes ein sehr niedriger Zeit- und Materialaufwand besteht. Für das Durchführen wird lediglich ein Dokumentationsblatt und eine abgemessene Gehstrecke benötigt. Die anschließende Einteilung in die passende Kategorie dauert weniger als eine Minute. Ein weiterer Grund für die hohe Bedienerfreundlichkeit ist, dass das Messinstrument frei verfügbar und kostenlos und auch die deutschsprachige Version im Internet zu finden ist. Des Weiteren benötigt dieses Assessment keine komplizierte Erklärung dem Patienten gegenüber. Dadurch, dass die Beurteilungen neben den Beurteilungswerten stehen, kann das Ergebnis komplikationslos mit dem Patienten besprochen werden.

7. Wie werden die Daten analysiert?

Die Datenanalyse bei der FAC ist sehr leicht handhabbar. Dadurch, dass die einzelnen Kategorien der Skala genau beschrieben sind, kann die Zuordnung unmittelbar nach der durchgeführten Inspektion des Gangbildes des Patienten erfolgen.

8. Wie werden die Daten interpretiert?

Durch die Inspektion des Gangbildes und die daraus resultierende Zuordnung in die einzelne Kategorie, kann die Mobilität des Patienten beurteilt werden. Sie zeigt, ob der Patient auf Hilfe angewiesen, wenn ja auf wie viel Hilfe oder selbstständig mobil ist und eine prognostische Einschätzung über den weiteren Verlauf kann stattfinden.

4. Ausgewählte Studien

Die Studienlage in Bezug auf die Functional Ambulation Categories (FAC) hat sich als hervorragend dargestellt. Für diese Arbeit wurde eine geringe Auswahl an relevanten und interessanten Studien getroffen, welche im Folgenden kurz vorgestellt werden, um die Evidenz des Assessments beurteilen zu können.

Bei der ersten ausgewählten Studie wurde anhand einer prospektiven Kohortenstudie belegt, dass sowohl die Test-Retest-Reliabilität, die Interrater-Reliabilität als auch die Validität der Functional Ambulation Categories als sehr gut beurteilt wird. (Mehrholz, Wagner, Rutte, Meißner, & Pohl, 2007). Auch eine weitere Studie bestätigt die hohe Reliabilität der FAC. (M. Collen, T. Wade, & M. Bradshaw, 2009)

Des Weiteren wurde in einer Pilotstudie dargestellt, dass die FAC ein valides Testinstrument ist und für die Beurteilung des Therapieverlaufes in Bezug auf die funktionelle Gehfähigkeit verwendet wird. (Podubecka, et al., 2011)

Eine deskriptive Querschnittsstudie beschäftigte sich mit dem Zusammenhang zwischen dem Gleichgewicht und der Gehfähigkeit. Genauer genommen wurde untersucht, inwiefern das Gleichgewicht, statisch und dynamisch, die Mobilität eines Schlaganfallpatienten beeinflusst. Das Ergebnis dieser Studie zeigt, dass die beiden Faktoren abhängig voneinander sind und sich dementsprechend quantitativ ergänzen (Akulwar, 2019).

Eine Längsschnittstudie befasste sich mit den ersten sechszehn Wochen nach der Schlaganfalldiagnose in Bezug auf die neurologische und funktionelle Erholung. Hierbei wurden die FAC als Messinstrument eingesetzt, sodass die funktionelle Gehfähigkeit, der an dieser Studie beteiligten Patienten, beurteilt werden konnte (Kwakkel, Kollen, & Twisk, 2006).

Die ausgewählten Studien sollen beweisen, dass die Funtional Ambulation Categories als valides und evidentes Messinstrument eingesetzt werden können und zur Analyse der funktionellen Gehfähigkeit eines neurologischen Patienten (hier: Zustand nach Apoplex) geeignet sind.

5. Bedeutung Messergebnis / weiterer Therapieverlauf

Die Messung wurde am Tag der Befundaufnahme ohne Hilfsmittel durchgeführt. Das Ergebnis zeigte, dass der Patient mit Hilfe des Therapeuten mobil ist, alleine jedoch nicht (FAC 2/5). Der geplante Aufenthalt des Patienten beträgt insgesamt vier Wochen, sodass nach zwei und nach vier Wochen eine weitere Messung durchgeführt werden kann. In diesem Fall kam es nach zwei Wochen zu einem Therapeutenwechsel, weshalb nur zwei Dokumentationsblätter angehängt werden können. Damit sich die funktionellen und strukturellen Einschränkungen des Patienten vermindern können, ist eine regelmäßige Therapie notwendig. Somit erklärt sich auch der Abstand der Messungen, da erst nach einer gewissen Zeit Verbesserungen sichtbar sind. Das Assessment dient als Orientierung und als Einschätzung der aktuellen Mobilität. Es dient bei diesem Patienten als Hilfestellung, gibt jedoch keine Aussage über die Qualität des Gangbildes. Aus diesem Grund wird es zukünftig nur als zusätzliches, jedoch nicht als einziges Messinstrument gewählt. Um die Defizite in Bezug auf das Gehen genauer analysieren und interpretieren zu können, wurden bei der Befundaufnahme zusätzlich die Funktionsuntersuchungen durchgeführt, um ein ganzheitliches Bild von dem Patienten zu bekommen.

Die Therapieplanung muss an den aktuellen Zustand des Patienten angepasst werden. Im Vordergrund steht die Mobilität des Patienten. Die Therapie soll sich überwiegend auf die Kräftigung der unteren Extremitäten und einer daraus resultierenden verbesserten Gleichgewichtsfähigkeit beziehen. Wichtig ist es hierbei, die Dosierung der Maßnahmen zu beachten und sich bei der Therapieplanung am gesamten Rehabilitationsverlauf zu orientieren.

6. Reflexion

Die Functional Ambulation Categories (FAC) sind für den Einsatz im physiotherapeutischen Alltag gut geeignet. Der Autor begründet dies damit, dass nur ein geringer Zeit- und Materialaufwand notwendig ist, um die Messung in den Therapieablauf einzubinden. Des Weiteren ist die Erklärung der Sinnhaftigkeit und die Ergebnisanalyse dem Patienten gegenüber unkompliziert. Die Durchführung und die Dokumentation erwiesen sich als einfach.

Die FAC sind als Orientierungshilfe, zur Beurteilung der funktionellen Gehfähigkeit, nützlich. Sie geben einen guten allgemeinen Überblick über die aktuelle funktionelle Mobilität.

Als Kritikpunkt ist zu nennen, dass die Functional Ambulation Categories keine Aussage über die Qualität des Gangbildes des Patienten geben. Bei diesem Messinstrument wird lediglich bewertet, ob der Patient gehen kann und ob er Hilfe benötigt, wenn ja in welchem Ausmaß. Sie beziehen sich jedoch nicht auf qualitative und strukturelle Aspekte bezüglich des Gangbildes. Aus diesem Grund gilt es zu betonen, dass die FAC als Messinstrument zur Bewertung der aktuellen Gehfähigkeit genutzt werden können, ein weiteres Assessment diese Bewertung jedoch unterstützen sollte.

Literaturverzeichnis

Akulwar, I. (2019). *Can Quantitative Balance Measures Discrimination between Functional Ambulation Categories in Chronic Stroke Survivors?* Abgerufen am 05. 04 2021 von https://www.researchgate.net/publication/348307376_Can_Quantitative_Balance_Me asures_discriminate_between_Functional_Ambulation_Categories_in_Chronic_Strok e_Survivors

Kwakkel, G., Kollen, B., & Twisk, J. (24. 08 2006). *Impact of Time on Improvement of Outcome After Stroke.* doi:https://doi.org/10.1161/01.STR.0000238594.91938.1e

M. Collen, F., T. Wade, D., & M. Bradshaw, C. (28. 06 2009). *Mobility after stroke: Reliability of measures of impairment and disability.* doi:https://doi.org/10.3109/03790799009166594

Marvin, K. (23. Juni 2011). *Functional Ambulation Categories (FAC).* Abgerufen am 03. April 2021 von https://strokengine.ca/en/assessments/fac/#:~:text=Categories%20(FAC)%20is%20a %20functional,Foley%20%26%20Salter%2C%202011).

Mehrholz, J., Wagner, K., Rutte, K., Meißner, D., & Pohl, M. (01. 10 2007). *Predictive Validity and Responsiveness of the Functional Ambulation Category in Hemiparetic Patients After Stroke.* doi:https://doi.org/10.1016/j.apmr.2007.06.764

Physioakadamie. (kein Datum). *Assessment.* Abgerufen am 05. 04 2021 von https://www.physio-akademie.de/forschung-wissenschaft/woerterbuch-wissenschaft/woerterbuch/assessment/#:~:text=Assessments%20sind%20Verfahren %2C%20bei%20denen,Zahlenwert%20zum%20Ausdruck%20gebracht%20werden.

Podubecka, J., Scheer, S., Theilig, S., Wiederer , R., Oberhoffer, R., & Nowak, D. (2011). Zyklisches apparatives Bewegungstraining versus konventionelles Gangtraining in der Rehabilitation des hemiparetischen Ganges nach Schlaganfall. Abgerufen am 05. 04 2021 von https://www.researchgate.net/profile/Jitka-Veldema/publication/51204481_Cyclic_Movement_Training_versus_Conventional_P hysiotherapy_for_Rehabilitation_of_Hemiparetic_Gait_after_Stroke_A_Pilot_Study/lin ks/5523b8540cf2c74f0dff03af/Cyclic-Movement-Training-ve

Storch, M. (kein Datum). *Motto-Ziele, S.M.A.R.T.-Ziele und Motivation.* Abgerufen am 04. 08 2021 von https://link.springer.com/chapter/10.1007/978-3-531-93039-8_12

Thieme. (kein Datum). *Assessments der Neurorehabilitation.* Abgerufen am 03. 04 2021 von https://www.thieme.de/de/physiotherapie/neurorehabilitation-46856.htm

Thomas, S., Scheffler, B., & Mehrholz, J. (2016). *Testverfahren in der neurologischen Physio- und Ergotherapie.* (n. 2016, Hrsg.) Abgerufen am 04. 05 2021 von https://d-nb.info/1175407062/34

Anhang

Abbildung 2: Testergebnis 1 am 17. März 2021

Functional Ambulation Categories
(validierte deutsche Version)

1. Durchführung 17 März 2021

Nummer	Kategorie	Beschreibung
0	Nicht Funktionell / nicht möglich	Patient kann nicht gehen oder benötigt Hilfe von 2 oder mehr Personen.
1	Abhängig Stufe 2	Patient benötigt sichere, ständige Unterstützung von einer Person, die hilft das Gewicht zu übernehmen und das Gleichgewicht zu halten.
2	Abhängig Stufe 1	Patient benötigt ständige Intermittierende Unterstützung einer Person für Gleichgewicht oder Koordination.
3	Abhängig - Aufsicht	Patient benötigt verbale Anleitung oder stand-by Hilfe einer Person ohne physischen Kontakt
4	Unabhängig - auf ebenen Boden	Patient kann unabhängig auf ebenen Boden gehen, benötigt aber Hilfe bei Treppen, Hängen oder unebenen Oberflächen.
5	Unabhängig	Patient kann überall selbstständig gehen.

Abbildung 3: Testergebnis vom 30. März 2021

Functional Ambulation Categories
(validierte deutsche Version)

2. Durchführung 30. März 2021

Nummer	Kategorie	Beschreibung
0	Nicht Funktionell / nicht möglich	Patient kann nicht gehen oder benötigt Hilfe von 2 oder mehr Personen.
1	Abhängig Stufe 2	Patient benötigt sichere, ständige Unterstützung von einer Person, die hilft das Gewicht zu übernehmen und das Gleichgewicht zu halten.
2	Abhängig Stufe 1	Patient benötigt ständige Intermittierende Unterstützung einer Person für Gleichgewicht oder Koordination.
3	Abhängig - Aufsicht	Patient benötigt verbale Anleitung oder stand-by Hilfe einer Person ohne physischen Kontakt
4	Unabhängig - auf ebenen Boden	Patient kann unabhängig auf ebenen Boden gehen, benötigt aber Hilfe bei Treppen, Hängen oder unebenen Oberflächen.
5	Unabhängig	Patient kann überall selbstständig gehen.

→ Gehstrecke: 10m

12

Abbildung 4: Predictive Validity and Responsiveness of the Functional Ambulation Category in Hemiparetic Patients After Stroke

[Diese Abbildung wurde aus urheberrechtlichen Gründen von der Redaktion entfernt]

Abbildung 5: Cyclic Movement Training versus Conventional Physiotherapy for Rehabilitation of Hemiparetic Gait after Stroke: A Pilot Study

[Diese Abbildung wurde aus urheberrechtlichen Gründen von der Redaktion entfernt]

Abbildung 6: Can Quantitative Balance Measures Discriminate between Funtional Ambulation Categories in Chronic Stroke Survivors?

[Diese Abbildung wurde aus urheberrechtlichen Gründen von der Redaktion entfernt]

Abbildung 7: Mobility after stroke: Reliability of measures of impairment and disability

[Diese Abbildung wurde aus urheberrechtlichen Gründen von der Redaktion entfernt]

Abbildung 8: Impact of Time on Improvement of Outcome After Stroke

[Diese Abbildung wurde aus urheberrechtlichen Gründen von der Redaktion entfernt]

BEI GRIN MACHT SICH IHR
WISSEN BEZAHLT

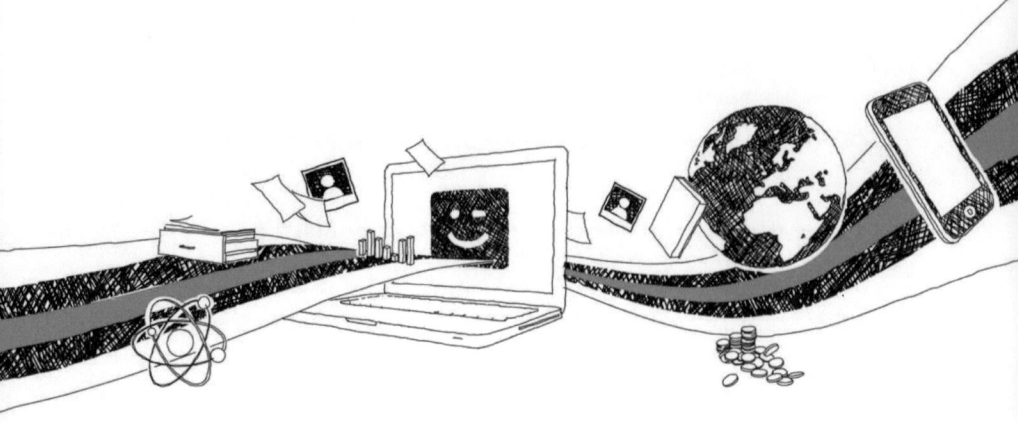

- Wir veröffentlichen Ihre Hausarbeit,
  Bachelor- und Masterarbeit

- Ihr eigenes eBook und Buch -
  weltweit in allen wichtigen Shops

- Verdienen Sie an jedem Verkauf

Jetzt bei www.GRIN.com hochladen
und kostenlos publizieren

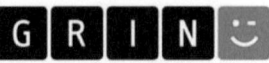